Lydia Fructuoso González
Paula Torrano Belmonte

Intervenciones en la evolución del cáncer de mama

Lydia Fructuoso González
Paula Torrano Belmonte

Intervenciones en la evolución del cáncer de mama

Efecto de una intervención nutricional y de actividad física sobre la evolución de pacientes con cáncer de mama

Editorial Académica Española

Imprint
Any brand names and product names mentioned in this book are subject to trademark, brand or patent protection and are trademarks or registered trademarks of their respective holders. The use of brand names, product names, common names, trade names, product descriptions etc. even without a particular marking in this work is in no way to be construed to mean that such names may be regarded as unrestricted in respect of trademark and brand protection legislation and could thus be used by anyone.

Cover image: www.ingimage.com

Publisher:
Editorial Académica Española
is a trademark of
Dodo Books Indian Ocean Ltd. and OmniScriptum S.R.L publishing group

120 High Road, East Finchley, London, N2 9ED, United Kingdom
Str. Armeneasca 28/1, office 1, Chisinau MD-2012, Republic of Moldova, Europe
Printed at: see last page
ISBN: 978-3-639-78406-0

Índice

1. Resumen.

Hoy en día podemos afirmar que muchos de los tipos de cáncer se han convertido en una enfermedad crónica, con todo lo que esto conlleva. Dentro de esta patología, el cáncer de mama representa, además de una de las principales causas de mortalidad, una de las principales preocupaciones de salud a nivel mundial, afectando a un gran número de mujeres. En el contexto del tratamiento integral de esta enfermedad, la atención a la nutrición y la actividad física desempeña un papel crucial. El presente trabajo se centra en explorar las intervenciones nutricionales y deportivas dirigidas a las pacientes diagnosticadas de cáncer de mama, con el objetivo de determinar si intervenciones en este sentido mejoran la calidad de vida de las pacientes durante y después del tratamiento, ya sea radioterapia, cirugía o quimioterapia, y si esto repercute directamente en la supervivencia global (SG) de las pacientes o la supervivencia libre de progresión (SLP) de la enfermedad.

Estas pacientes se encuentran en una posición compleja, ya que tienen mayor riesgo de pérdida de masa muscular esquelética, con o sin pérdida de grasa, y esta desnutrición asociada al cáncer da lugar a un riesgo de deterioro físico, complicaciones postoperatorias, toxicidad de la quimioterapia y mortalidad. Esta pérdida de masa muscular, dada por una combinación de la reducción en la ingesta de alimentos y desajustes metabólicos (agotamiento de proteínas musculares y síndrome inflamatorio sistémico), está fuertemente asociada con la mortalidad en pacientes con cáncer, así como con complicaciones de la cirugía oncológica y toxicidad limitante de la dosis durante la terapia anticancerosa sistémica. En el presente TFM se plantea y desarrolla la elaboración de un ensayo clínico unicentrico, con 4 brazos:

1) Control: en el que no se realizará ninguna actividad adicional, las pacientes podrán llevar su vida habitual.

2) Intervención nutricional: suplementación con los ácidos grasos poliinsaturados omega-3.

3) Intervención deportiva: en la que, asegurando el correcto aporte proteico, se seguirá un programa de entrenamiento enfocado en la ganancia de masa muscular.

4) Ambas intervenciones: para evaluar si existe algún tipo de sinergia entre ambas intervenciones, ya que es la ganancia de masa muscular, y evitar su perdida lo que parece más beneficioso para la supervivencia.

2. Antecedentes.

2.1. Introducción.

El cáncer constituye, en la actualidad, una de las principales fuentes de morbilidad y mortalidad a nivel global, siendo responsable de un significativo número de muertes en todas las regiones del mundo, sin discriminar por edad, género o situación socioeconómica. Este fenómeno de salud pública es considerado una de las más grandes preocupaciones para los sistemas de salud y los organismos internacionales, dado su impacto devastador en la calidad de vida de los pacientes y en el costo de la atención sanitaria. Según las estimaciones más recientes realizadas por la International Agency for Research on Cancer (IARC), organismo líder en la investigación sobre cáncer, se calcula que en el año 2020 se detectaron cerca de 18 millones de nuevos casos de cáncer en todo el mundo. Esta cifra ya alarmante podría ser solo el comienzo de un incremento constante en los próximos años, ya que las proyecciones señalan que la incidencia del cáncer seguirá en aumento, estimándose que en las próximas dos décadas esta cifra podría llegar hasta los 28 millones de casos.

Este crecimiento proyectado en la incidencia de cáncer está motivado por varios factores que incluyen el envejecimiento de la población, el estilo de vida cada vez más urbano y el incremento en la exposición a factores de riesgo. Así, enfermedades que hace algunas décadas eran menos frecuentes han experimentado un crecimiento notable, lo que plantea una serie de desafíos para los sistemas de salud a nivel mundial y local.

En el caso de España, el Instituto Nacional de Estadística (INE) ha publicado recientemente los datos definitivos sobre mortalidad correspondientes al año 2022, los cuales permiten hacer un análisis profundo de la situación sanitaria del país en relación con las causas de muerte más prevalentes. Durante dicho año, se registró un total de 464,417 fallecimientos en todo el territorio español. Esta cifra representa un aumento considerable de casi 14,000 muertes en comparación con los datos registrados en el año anterior, evidenciando una tendencia ascendente en las tasas de mortalidad. Entre las causas más frecuentes de defunción se encuentran los tumores, que son responsables de aproximadamente una cuarta parte del total de fallecimientos. En términos específicos, los tumores representaron el 24,7% de todas las defunciones registradas en España, lo que se traduce en 114,828 muertes relacionadas con diversos tipos de cáncer. En la clasificación de causas de muerte, los tumores ocupan el segundo lugar, inmediatamente después de las enfermedades del sistema circulatorio, que constituyen el 26 % de las muertes totales con 121,341 fallecimientos.

Dentro del contexto del cáncer, el cáncer de mama destaca por su alta incidencia, siendo la neoplasia más común entre el sexo femenino(1). En el caso específico de España, el cáncer de mama no solo es el tipo de cáncer más frecuente en mujeres, sino que también representa la principal causa de muerte por cáncer en este grupo poblacional. A nivel clínico, se ha avanzado significativamente en el manejo y tratamiento del cáncer de mama, en especial cuando se diagnostica en etapas tempranas (conocido como EBC, por sus siglas en inglés: Early Breast Cancer). En muchos de estos casos, los pacientes pueden llegar a la curación a través de una combinación de terapias y tratamientos diseñados para eliminar el tumor o evitar su propagación. No obstante, las tasas de curación varían de acuerdo con la etapa clínica en la que se detecta la enfermedad, así como con el subtipo específico del tumor, lo que hace esencial una detección temprana para mejorar el pronóstico y la efectividad de los tratamientos

Podemos clasificar el cáncer de mama en función de varios parámetros, pero la combinación de la clasificación TNM (tumor, ganglios linfáticos, metástasis) ideado por el American Joint Committee on Cancer (AJCC) junto con la International Union Against Cancer (UICC) y la caracterización de los subtipos moleculares del tumor proporciona información valiosa para determinar el pronóstico y el plan de tratamiento más adecuado para cada paciente. Además de la agrupación por estadios anatómicos (0, I, II, III, IV) recogida en la tabla 1 del anexo, la clasificación por subtipos de las guías de la European Society for Medical Oncology (ESMO) recogen cuatro subtipos claramente definidos:

1. Luminal A: con receptor hormonal estrogénico (RE) positivo y receptor-2 del factor de crecimiento epidérmico humano (HER2) negativo. Que suelen ser de bajo grado y crecimiento lento dando lugar a un buen pronóstico.

2. Luminal B: con RE positivo y HER2 negativo de crecimiento rápido o puede ser RE positivo y HER2 positivo. Con peor pronóstico que los de tipo A.

3. Tipo HER2: con RE negativos y sobreexpresión de HER2, que, aunque son de crecimiento rápido y sin tratamiento presentarían mal pronóstico, disponemos actualmente de tratamiento específico que mejora la evolución de la enfermedad.

4. Tipo basal (habitualmente conocido como triple negativo): RE negativo, receptor de progesterona (RP) negativo y HER2 negativo. También de alto grado y de crecimiento rápido con peor pronóstico.

En cuanto al tratamiento del cáncer de mama, como se ha comentado, este dependerá del estadio de la enfermedad (del tamaño tumoral, la afectación ganglionar y la presencia o no de metástasis) y las características del tumor. En estadios iniciales (EBC) el objetivo es curar la enfermedad, mientras que estadios más avanzados (III-IV) el objetivo es paliar los síntomas y mejorar la calidad de vida de la paciente. Los tratamientos abarcan desde la radioterapia (Rth), la cirugía (Cx) hasta la quimioterapia (Qth) y la inmunoterapia.

E En general, la definición de paciente con cáncer abarca de forma integral toda la trayectoria que puede seguir la enfermedad, tomando en cuenta desde los tratamientos en fases iniciales hasta aquellos en fases avanzadas. Esta definición comprende el inicio de la terapia desde la neoadyuvancia, en caso de que esta sea indicada, pasando por los tratamientos con intenciones curativas y la adyuvancia, así como los tratamientos paliativos en los casos en que la enfermedad no sea considerada curable. Por lo tanto, al referirnos a un paciente con cáncer, estamos hablando de un amplio espectro de situaciones y etapas en el curso de su tratamiento y evolución clínica, todas las cuales tienen un impacto significativo en su estado de salud general y en sus necesidades de apoyo nutricional y terapéutico.

Específicamente, en el caso de una paciente con cáncer de mama, esta puede encontrarse en cualquiera de estas fases o situaciones a lo largo de su proceso de tratamiento. Cada una de estas fases, desde la neoadyuvancia hasta el tratamiento paliativo, afecta de forma particular su estado de salud y su estado nutricional, los cuales están íntimamente relacionados con la eficacia de los tratamientos y la capacidad del organismo para tolerarlos. Por esta razón, el estado nutricional de una paciente con cáncer de mama es una variable dinámica y en constante cambio, que debe ser monitorizada y gestionada de acuerdo con el tipo de tratamiento que esté recibiendo en cada momento, así como con la evolución de la enfermedad y la respuesta individual al tratamiento.

Numerosos estudios centrados en el análisis de la composición corporal en pacientes con cáncer han demostrado que uno de los aspectos más críticos en estos pacientes es, específicamente, la pérdida de masa muscular esquelética. Esta pérdida puede ocurrir con o sin una reducción en la cantidad de grasa corporal, y constituye el principal indicador de desnutrición relacionada con el cáncer. Este tipo particular de desnutrición tiene implicaciones profundas en la evolución del paciente, ya que está estrechamente relacionado con un mayor riesgo de deterioro físico, complicaciones en el postoperatorio, toxicidad elevada en tratamientos como la quimioterapia y, en última instancia, un aumento en el riesgo de mortalidad. Los valores de masa muscular que se encuentran por debajo de los umbrales indicados en la tabla 1 del documento son un fuerte predictor de mortalidad en pacientes con cáncer. Además, los niveles bajos de masa muscular están asociados con un mayor riesgo de complicaciones en el contexto de la cirugía oncológica, así como con toxicidades que limitan la dosis de los tratamientos sistémicos contra el cáncer. (2)(3)

En este sentido, uno de los objetivos fundamentales de la terapia nutricional y metabólica en pacientes con cáncer debe ser el mantenimiento o, en la medida de lo posible, el incremento de la masa muscular. Este enfoque es esencial para mejorar los resultados del tratamiento y la calidad de vida del paciente. La importancia de conservar o incrementar la masa muscular radica en que el estado físico y la capacidad funcional del paciente influyen directamente en su respuesta a los tratamientos y en su pronóstico. En muchos pacientes con cáncer, la actividad física y el nivel de rendimiento tienden a disminuir como consecuencia de la enfermedad misma y de los efectos secundarios de los tratamientos, lo cual frecuentemente resulta en una pérdida adicional de masa muscular. Dada esta realidad, se recomienda adoptar un enfoque de terapia combinada que integre tanto el apoyo nutricional como un plan de ejercicio físico supervisado, lo cual ha demostrado ser beneficioso en la mayoría de los casos.

Además, es importante reconocer que tanto la terapia nutricional como la terapia física deben adaptarse a las características individuales de cada paciente, teniendo en cuenta factores como el tipo de cáncer, la etapa de la enfermedad, los tratamientos específicos que está recibiendo y su estado general de salud. Solo a través de un enfoque personalizado y multidisciplinario es posible abordar de manera efectiva las necesidades nutricionales y físicas de los pacientes con cáncer, buscando no solo mejorar su estado de salud y calidad de vida, sino también optimizar los resultados de los tratamientos médicos y reducir los efectos adversos que estos pudieran ocasionar.

Método de Evaluación	Valoración en Hombres	Valoración en Mujeres
Área muscular media del brazo por antropometría	<32 cm^2	<18 cm^2
Índice de masa muscular apendicular determinado por absorciometría dual de rayos X	<7.26 kg/m^2	<5.45 kg/m^2
Índice de masa muscular lumbar determinado por imágenes oncológicas de TC	<55 cm^2/m^2	<39 cm^2/m^2
Índice de masa libre de grasa del cuerpo entero sin hueso determinado por impedancia bioeléctrica	<14.6 kg/m^2	<11.4 kg/m^2

Tabla 1 Valores de referencia para la evaluación de la depleción de masa muscular en

hombres y mujeres según diferentes métodos de evaluación de la composición corporal.(4)

A diferencia de la malnutrición simple, en caso de los pacientes oncológicos el balance energético negativo y la pérdida de masa muscular observada se debe a una combinación de la reducción en la ingesta de alimentos y desajustes metabólicos.

> La ingesta nutricional insuficiente, cuyas causas son complejas y multifactoriales, entre ellas podemos destacar las siguientes: anorexia primaria (es decir, a nivel del sistema nervioso central) que será agravada por trastornos secundarios a los tratamiento en la ingesta oral, destacando la ulceración oral, la xerostomía(sensación de sequedad en la boca), la mala dentición, la obstrucción intestinal, la malabsorción, el estreñimiento, la diarrea, las náuseas, los vómitos, la reducción de la motilidad intestinal, la alteración quimiosensorial, el dolor no controlado y los efectos secundarios de los medicamentos.

> El agotamiento de proteínas musculares: es una característica distintiva de la caquexia del cáncer, que afecta gravemente la calidad de vida y tiene un impacto negativo en la función física y la tolerancia al tratamiento.

> Un síndrome de inflamación sistémica: la inflamación sistémica está asociada con una alteración en el recambio de proteínas, una pérdida de masa grasa y muscular, y un aumento en la producción de proteínas de fase aguda. Se asocia también con resistencia a la insulina, una tolerancia alterada a la glucosa y la capacidad de oxidación de lípidos se mantiene o incluso aumenta en pacientes con cáncer, especialmente en presencia de pérdida de peso.

Este síndrome también estará asociado con el desarrollo de fatiga (que ocasionará menor movimiento), actividad física reducida, anorexia y pérdida de peso. Este síndrome inflamatorio también puede dificultar o prevenir la recuperación de la masa muscular esquelética, incluso si la ingesta energética se normaliza mediante apoyo nutricional convencional.

Además, a estos factores hay que sumarle los efectos adversos de los tratamientos ya sean Qth, Cx o Rth, en la tabla 1 se muestran de manera resumida. Estos dependerán de las características individuales del paciente, del estadio de la enfermedad y del tratamiento.

Posibles efectos adversos nutricionales de los tratamientos antineoplásicos.

Cirugía	Quimioterapia	Radioterapia
Alteraciones de la masticación y la deglución	Alteraciones del gusto y del olfato	Alteraciones del gusto y la masticación
Estenosis esofágicas	Nauseas	Mucositis
Fístulas	Vómitos	Xerostomía
Diarreas	Estomatitis	Odinofagia
Mala absorción	Mucositis	Enteritis
Déficit de vitaminas y minerales	Calambres abdominales	Diarreas
Síndrome del intestino corto	Estreñimiento	Vómitos
	Anorexia	Osteorradionecrosis
	Malabsorción	

Tabla 2: Posibles efectos adversos nutricionales de los tratamientos antineoplásicos (Resumen modificado de: (5,6)

Por razones prácticas, las guías European Society for Clinical Nutrition and Metabolism (ESPEN) La insuficiencia de la ingesta de alimentos se considera que está presente si un paciente no puede comer durante más de una semana o si la ingesta energética estimada es <60% de los requerimientos durante más de 1-2 semanas. Habitualmente en este tipo de pacientes se emplean fármacos que aumentan el apetito y además nutrición artificial, preferiblemente enteral, en los que se busca una mayor densidad calórica y un adecuado aporte de aminoácidos.

El suministro óptimo de nitrógeno para pacientes con cáncer no se ha determinado y las recomendaciones de expertos varían entre un suministro mínimo de proteínas de 1 g/kg/día y un suministro objetivo de 1.2 a 2 g/kg/día, especialmente si la inactividad y la inflamación sistémica están presentes. La vejez, la inactividad y la inflamación sistémica son conocidas por inducir "resistencia anabólica", es decir, una disminución en la respuesta de la síntesis de proteínas a estímulos anabólicos. Las recomendaciones basadas en evidencia para sujetos mayores crónicamente enfermos sugieren un suministro de proteínas de 1.2 a 1.5 g/kg/día. Según una revisión reciente (5), la dosis de aminoácidos capaz de mantener un balance proteico positivo en pacientes con cáncer podría estar cerca de 2 g/kg/día. Estas recomendaciones concuerdan con lo planteado en otros estudios(7), que muestran que pacientes con cáncer de pulmón moderadamente caquécticos tenían una considerable resistencia a la insulina pero que una respuesta proteica anabólica normal podía restablecerse mediante hiperaminoacidemia.

Varias organizaciones en todo el mundo han emitido orientaciones basadas en evidencia sobre el ejercicio para pacientes con cáncer y supervivientes de cáncer en general(8). Por ejemplo, el Colegio Americano de Medicina del Deporte (9) afirma que se pueden esperar mejoras inducidas por el entrenamiento en cuanto a la aptitud aeróbica, la fuerza muscular, la calidad de vida y la fatiga en supervivientes de cáncer de mama, próstata y hematológico.

Aunque no existe un consenso claro sobre el mejor tipo de actividad física para supervivientes de cáncer de mama, se han observado beneficios con varios tipos de ejercicio, y se ha demostrado la seguridad del ejercicio de intensidad moderada (10). Los datos de estudios observacionales muestran que las mujeres que realizan moderada de actividad física moderada después del diagnóstico tienen resultados mejorados en comparación con mujeres menos activas.

Un metaanálisis (11) de 16 estudios observacionales prospectivos en supervivientes de cáncer de mama demostró una reducción del 48% en la mortalidad general (IC del 95% 0.42-0.64) y una reducción del 28% en la mortalidad por cáncer de mama (IC del 95% 0.60-0.85) en los supervivientes de cáncer de mama más activos en comparación con los menos activos. Hubo una reducción del 24% (IC del 95% 11-36 por ciento) en la mortalidad general por cada aumento de 10 equivalentes metabólicos por hora/semana en la actividad física después del diagnóstico (equivalente a las recomendaciones actuales de 150 minutos/semana de actividad de al menos intensidad moderada). Las supervivientes de cáncer de mama que aumentaron su actividad después del diagnóstico en relación con los niveles previos al diagnóstico también tuvieron un menor riesgo de mortalidad general (RR 0.61, IC del 95% 0.42-0.80) en comparación con las supervivientes que disminuyeron los niveles de actividad o estuvieron inactivas en ambos momentos.

Como podemos observar, la nutrición y la actividad física son componentes cruciales en la atención integral de pacientes con cáncer de mama. No solo será fundamental una adecuada nutrición adaptada a la nueva situación patológica en la que se encuentra el paciente si no también será necesaria una intervención deportiva. A continuación, se desarrollan las intervenciones en el ámbito de la nutrición y en el ámbito deportivo que se han llevado a cabo hasta la fecha, siendo estas la base del desarrollo posterior del estudio planteado en el presente TFM.

2.2. Intervenciones nutricionales.

Se han planteado diversas estrategias nutricionales en las pacientes oncológicas, concretamente en las diagnosticadas de cáncer de mama. Se han estudiado tanto dietas bajas en grasa, como altas en grasa. La dieta cetogénica, que consiste en una dieta alta en grasas, baja en carbohidratos y con proteínas adecuadas, parece sensibilizar a la mayoría de los cánceres a la terapia estándar, lo que parece prometedor para tratamiento adyuvante del (12), diversos estudios afirman (13)que cambia el metabolismo del cuerpo de ser basado en glucosa a basado en cetonas. Este cambio metabólico parece generar estrés metabólico en las células cancerosas debido a su dependencia de la glucólisis para obtener energía, pero quizá se trata de una dieta muy restrictiva y podría presentar baja adherencia en estas pacientes.

Se ha estudiado, también la suplementación con antioxidantes, como las vitaminas C y E, sin embargo, los resultados de estos estudios han sido mixtos. Se ha investigado también el efecto de seguir una dieta mediterránea, rica en frutas, verduras, legumbres, pescado y aceite de oliva, en estas pacientes, sugerido que esta dieta podría tener beneficios para la salud cardiovascular y posiblemente también para la prevención del cáncer. En un metaanálisis llevado a cabo por investigadores españoles (14), se sugiere que podría haber diferencias entre pacientes premenopáusicas y postmenopáusicas, apuntaron hacia que los factores dietéticos podrían tener una importancia mayor en los tumores ER negativo, donde hay menos influencia de factores hormonales.

Además, se pueden encontrar ensayos clínicos con consumo de té verde, vitamina C y vitamina D, así como de ayuno intermitente en estas pacientes. De entre ellas destacaremos la suplementación con los ácidos grasos poliinsaturados omega-3 ya que podría ser interesante, ya que posee propiedades antiinflamatorias y, sobretodo, tiene un bajo riesgo de eventos adversos:

2.2.1. Ácidos grasos poliinsaturados omega-3 (PUFA3)

Los ácidos grasos poliinsaturados omega 3 como el eicosapentaenoico (EPA) y el docosahexaenoico (DHA), se encuentran naturalmente en organismos marinos y se ha estudiado que su ingesta pueda reducir la incidencia de cáncer de mama, de manera dependiente de la dosis (un 5% menos de riesgo por cada incremento de 0,1 g/día)(7). Estos ácidos grasos con conocidos antioxidantes, en población general los datos actuales proporcionan una evidencia que apunta a que los PUFA3 son compuestos bioactivos que reducen el riesgo de muerte cardíaca(15). El consumo de PUFA3 parece reducir los triglicéridos plasmáticos, la frecuencia cardíaca en reposo y la presión arterial, y también podría mejorar el llenado y la eficiencia miocárdica, reducir la inflamación y mejorar la función vascular. Este conjunto de características podría explicar el aumento de supervivencia de pacientes con cáncer ya que estos pacientes, la enfermedad tromboembólica venosa es una de las complicaciones más frecuentes, tanto por la quimioterapia como por la situación fisiopatológica del paciente, y puede tener graves consecuencias como la trombosis venosa profunda y/o la embolia pulmonar(16).

Los estudios in vitro e in vivo han demostrado que estos ácidos grasos inducen la quimiosensibilización, posiblemente afectando selectivamente a las células cancerosas sin impactar a las células normales. Este efecto se atribuye a la rápida incorporación de los PUFA3 en las membranas celulares de los tumores de cáncer de mama, lo que altera la integridad de la membrana y afecta a proteínas involucradas en la supervivencia y muerte celular(8).

Un metaanálisis de la base de datos Cochrane de 2007 concluyó que había datos insuficientes para establecer que la suplementación con ácidos grasos omega-3 fuera mejor que el placebo (17). Por otro lado, un análisis separado que se limitó a pacientes con cáncer de páncreas sugirió que el consumo de PUFA3 podría mejorar el peso, la masa corporal magra y la supervivencia (18).

En cuanto a la dosis que sería efectiva y segura no hay datos concluyentes, pero si que disponemos de estudios en sarcopenia en pacientes ancianos, así como de ensayos preclínicos en cultivos y ratones en cáncer de mama con estos ácidos grasos y de ensayos clínicos en estas pacientes. Los datos se resumen en la siguiente tabla.

Bibliografía	Tipo de pacientes	Dosis	Número de pacientes	Resultados
(19)	Ancianos con sarcopenia	1.2 g EPA + 1.5 g DHA (6 meses) 1.86 g EPA + 1.50 g DHA (8 semanas) 0.66 g EPA + 0.44 g DHA 0.4 g EPA + 0.3 g DHA daily (90 días) 2.1 g EPA + 0.6 g DHA (18 semanas)	126 16 735 45 50	Desde mejoras en la fuerza muscular y capacidad funcional hasta sin diferencias.
(18)	Cáncer de páncreas	1.09 g EPA/día 1.1 g EPA/día 2.2 g EPA/día 2g EPA/día+ 1 g DHA/día EPA: 1–6 g/día (4 semanas) 2.2 g EPA/día+0.96 g DHA/día 2.2 g EPA/día 6 g EPA/día	20 24 200 36 26 20 16 17	Supervivencia prolongada en pacientes que reciben al menos 2 g de EPA al día

		Entre 130-191 días de tratamiento		
(20)	Cáncer de mama	1.8 g/día de DHA	25	DHA tiene el potencial de sensibilizar específicamente a los tumores a la quimioterapia. Mejora del resultado de la quimioterapia: tiempo hasta la progresión mediana (TTP) = 6 meses (IC del 95%, 2.8–8.7 meses); supervivencia global mediana (OS) = 22 meses (IC del 95%, 17–33 meses). No se observaron efectos secundarios adversos graves (toxicidad de grado 3 o 4 solo para neutropenia y alopecia, 80%).
(21)	Cáncer de mama	4 g/dia EPA + DHA (3 meses)	38	Inhibición de la resorción ósea en los respondedores al aceite de pescado vs. placebo ($p < 0.05$).
(22)	Cáncer de mama	1,32 g EPA +0,66 g DHA (6 meses)	249	Reducción de artralgia (4.36 vs. 5.70, $p = 0.02$) en pacientes obesos con cáncer de mama en comparación con el placebo.
(23)	Cáncer de mama	EPA (0.19 g/dia) + DHA (1.04 g/dia)	20	Reducción de la incidencia de neuropatía periférica

			18	inducida por paclitaxel (OR = 0.3; IC del 95%, 0.10–0.88, p = 0.029), pero no de la gravedad (IC del 95%, p = 0.054), en el grupo tratado en comparación con el placebo

Tabla 3. Dosis de DHA, EPA empleadas en estudios previos

2.3 Intervenciones relacionadas con la actividad física

Una evidencia actual sugiere que el comportamiento sedentario, el tiempo dedicado a actividades como estar sentado viendo la televisión o con el ordenador, puede ser un factor de riesgo de mal pronóstico en los supervivientes de cáncer, así como factor de riesgo de cáncer en la población general. Por ejemplo, un metaanálisis (24) de 14 estudios que incluyó a individuos con y sin cáncer demostró que el comportamiento sedentario estaba asociado con un mayor riesgo de mortalidad por todas las causas (22%), mortalidad cardiovascular (15%), mortalidad por cáncer (14%) e incidencia de diabetes tipo 2 (91%). Habitualmente se realizan estudios de ejercicio aeróbico, ejercicio de resistencia o ejercicios de fuerza destinados a la ganancia de masa muscular, aunque son los dos primeros los que más se realizan. Pero ya que tenemos evidencia de que pérdida de masa muscular esquelética, con o sin pérdida de grasa, el principal aspecto de la desnutrición asociada al cáncer que predice el riesgo de deterioro físico, complicaciones postoperatorias, toxicidad de la quimioterapia y mortalidad, es en esta última intervención en la que nos centraremos.

Durante el tratamiento para el cáncer de mama, se pueden esperar cambios metabólicos en los músculos con la administración de ciertos agentes quimioterapéuticos. Existen evidencias directas e indirectas de que la doxorrubicina o adriamincina (ampliamente utilizada en el tratamiento del cáncer de mama) es miotóxica para el músculo esquelético cardíaco, causando pérdida miofibrilar de manera dependiente de la dosis. Tras la administración de doxorrubicina, hay acumulación del fármaco dentro del músculo esquelético cardíaco, lo que resulta en cardiotoxicidad secundaria a la formación de radicales libres catalizada por hierro (25). Parecería razonable esperar una respuesta miotóxica similar en otros músculos esqueléticos del cuerpo; sin embargo, los efectos de la doxorrubicina en el músculo esquelético generalizado no son completamente conocidos. La administración de ciclofosfamida en dosis altas también se ha asociado con miotoxicidad, incluyendo casos raros de rabdomiólisis. Otro fármaco empleado habitualmente son los taxanos, se sabe que las preparaciones de taxanos inducen una amplia gama de neuropatía periférica sensorial; por lo tanto, los protocolos de quimioterapia actuales predisponen a las mujeres tanto a miotoxicidad como a neurotoxicidad por estos agentes. Estas alteraciones metabólicas finalmente reducen la capacidad de generar fuerza muscular, lo que conduce a debilidad muscular y deterioro funcional(26). Las disminuciones en la fuerza muscular pueden llevar a la debilidad y atrofia muscular, precipitando el deterioro funcional. La actividad física trabaja para aumentar la resistencia, la fuerza muscular y la flexibilidad. La actividad física realizada durante y/o después de la quimioterapia puede resultar beneficiosa para evitar la debilidad muscular y la atrofia resultantes de las consecuencias del tratamiento contra el cáncer.

2.4 Hipótesis de trabajo.

En pacientes diagnosticadas con cáncer de mama, actualmente en tratamiento antineoplásico, una intervención combinada de suplementación con ácidos grasos omega-3 y aumento de la masa muscular mediante actividad física resultará en una mejora significativa en la supervivencia global y la supervivencia libre de progresión. Se espera que esta intervención nutricional y deportiva proporcione beneficios adicionales en términos de salud y bienestar, lo que podría tener un impacto positivo en el manejo integral de la enfermedad y en la calidad de vida de las pacientes, mejorando desde la quimiosensibilidad al tratamiento hasta la fatiga.

3. Objetivos.

El objetivo principal será determinar si intervenciones nutricionales y deportivas, de manera individual o combinada, aumentan la supervivencia libre de progresión (SLP) en pacientes diagnosticadas de cáncer de mama en tratamiento con antineoplásicos. Para alcanzar este objetivo general se proponen los siguientes objetivos específicos:

1. Establecer si en algún subgrupo de pacientes estas intervenciones tienen más relevancia.

2. Determinar si la combinación de ambas intervenciones aumenta la supervivencia.

3. Establecer si estas intervenciones proporcionan una mejor tolerancia/mayor eficacia al tratamiento antineoplásico.

4. Materiales y Métodos.

4.1. Descripción del diseño.

Se diseña un ensayo clínico, abierto, unicentrico con 4 brazos:

1. Control: en el que no se realizará ninguna actividad adicional, las pacientes podrán llevar su vida habitual.

2. Intervención nutricional: suplementación con los ácidos grasos poliinsaturados omega-3.

3. Intervención deportiva: en la que, asegurando el correcto aporte proteico, los pacientes seguirán un programa de entrenamiento destinado a la ganancia de masa muscular.

4. Ambas intervenciones: para evaluar si existe algún tipo de sinergia entre ambas intervenciones, ya que es la ganancia de masa muscular, y evitar su perdida lo que parece más beneficioso para la supervivencia.

Los pacientes serán asignados de manera aleatoria a uno de los brazos de tratamiento, equilibrando el número de pacientes entre los mismos.

La duración del estudio es de 10 años de duración, para poder evaluar la SLP. Durante el primer año se seleccionará a las pacientes candidatas y en cada evaluación de los ciclos de tratamiento en los que las pacientes acuden al hospital (con una frecuencia aproximada mensual o bimensual), se reforzará la adherencia a las intervenciones del estudio y se resolverán los problemas o dudas que hayan podido surgir. A partir del año del estudio, el seguimiento se espaciará en el tiempo y las intervenciones habrán concluido. De manera anual tras este primer año, los investigadores recogerán las variables del estudio y dejarán reflejado si la paciente ha progresado o no.

En el brazo 2 y 4, el tratamiento con PUFA3 se mantendrá mientras duré el tratamiento antineoplasico, para asegurar la equidad en la selección de participantes y evitar el sesgo asociado con la disparidad socioeconómica, se buscará la financiación de un laboratorio farmacéutico dispuesto a costear el tratamiento de las pacientes, para garantizar que el acceso al estudio no esté influenciado por la capacidad económica de los individuos.

4.1.1. Brazo 1: Control

Las pacientes recibirán su tratamiento habitual sin ninguna intervención por parte de los investigadores.

4.1.2. Brazo 2: Suplementación con ácidos grasos EPA y DHA.

En estas pacientes se llevará acabo la intervención de suplementación con EPA y DHA a dosis de 1,84 g de EPA y 1,52g de DHA (4 capsulas al día). Las pacientes seguirán con su tratamiento habitual y además tomarán este suplemento. Como se ha descrito para evitar sesgos e inequidad, se buscará financiación para la adquisición de las capsulas y que así las pacientes no tengan que costearse el suplemento.

Ya que existen en el mercado capsulas de que contienen 460 mg EPA y 380 mg de DHA, se emplean las dosis de 1,84 g de EPA y 1,52g de DHA (4 capsulas al día) ya que esta dosis está dentro de los rangos de dosificación descritos en otros estudios y esta dosis ha demostrado ser segura para el tratamiento de otras patologías como, por ejemplo, la hipertrigliceridemia.

4.1.3. Brazo 3: Actividad física.

Siguiendo las recomendaciones antes descritas por la ESPEN, se asegurará que las pacientes alcancen 1.2 a 2 g/kg/día de proteína. Se tendrá en cuenta el IMC del paciente ya que para paciente obesa se empleará en el cálculo de las necesidades el peso ideal y para paciente con sobrepeso se empleará en el cálculo de las necesidades el peso corporal ajustado.

Se calculará en la consulta del facultativo (descrita en el apartado 5.2) el gasto energético basal (GEB) de la paciente empleando la ecuación de Harris-Benedict, y se multiplicará por un factor elevado (1,5) ya que buscamos la ganancia ponderal de masa muscular. Se medirá en el momento inicial, a los 6 meses de comenzar y a los 12 meses la composición corporal de la paciente mediante: Estudio Avanzado de Composición Corporal (DEXA).

Se enseñará a la paciente a que cantidades de comida equivalen de manera aproximada las cantidades de proteína que requiera y se indicará las kcal promedio que deberá consumir al día para alcanzar el objetivo. En cuanto a la composición en macronutrientes, no habrá recomendaciones especificas en cuanto a lípidos/carbohidratos se indicará que siga sus preferencias personales y lo que le resulte más sencillo en su día a día. Además, si la paciente lo requiere se le enseñará a utilizar aplicaciones móviles (como por ejemplo: Cronometer®) para introducir sus alimentos y que sea más probable que alcance las calorías y g de proteínas necesarios y le sea más sencillo adherirse al plan.

El programa de entrenamiento se realizará teniendo en cuenta las características/preferencias de la paciente para asegurar la adherencia al mismo. En general, incluirán ejercicios compuestos como sentadillas, flexiones etc y se adaptará el peso de los ejercicios a las necesidades de los pacientes. Se buscará que el entrenamiento se realice 3 veces por semana, si es menos de esta frecuencia se tendrá en cuenta para el análisis de los datos.

4.1.4. Brazo 4: Intervención nutricional combinada con intervención deportiva

Las pacientes incluidas en este brazo no solo realizarán la intervención del brazo 2, sino que además la combinarán con la del brazo 3.

4.2. Sujetos de estudio.

Se seleccionarán a las pacientes en tratamiento antineoplásico para el cáncer de mama en todos sus estadios que inicien tratamiento y se comprometan a cumplir los requisitos del estudio.

4.3. Variables.

Se recogerán variables demográficas: sexo, edad; clínicas: peso, talla, ECOG, clasificación TNM y subtipo tumoral; relacionados con el tratamiento: respuesta, supervivencia libre de progresión (SLP), supervivencia global (SG), reacciones adversas (RA) y grado según CTCAE V5.0 (Common Terminology Criteria for Adverse Event), así como disminución de dosis o interrupción del tratamiento.

4.4. Recogida y análisis de los datos.

Existirá un investigador que será además el <u>coordinador</u> de los investigadores implicados, este será personal fijo de la plantilla del hospital para asegurar la continuidad del estudio.

Las intervenciones serán llevadas a cabo por: El <u>oncólogo responsable del paciente</u>, le informará del estudio y le planteará la inclusión en el estudio, obteniendo su consentimiento informado, avisará a un <u>facultativo</u> se encargará de tras la primera visita oncológica, de aleatorizar a la paciente. En la siguiente visita, en la que se inicia el tratamiento, mientras este está esperando o para recibir su tratamiento intravenoso en hospital de día (HDM) o esperando a recoger la medicación en el Servicio de Farmacia Hospitalario (SFH), en una consulta designada para este propósito, se explicará a la paciente las intervenciones a realizar en función del brazo al que haya sido asignada, además le proporcionará un teléfono al que podrá llamar en caso de dudas. Cada vez que la paciente acuda al hospital a recibir o recoger tratamiento, durante el primer año, pasará por la consulta de este facultativo para realizar el seguimiento, y en caso de que sea del brazo 2 o 4, recoger los PUFA3. También se adaptarán los ejercicios en esta consulta a las pacientes que lo requieran ya sea por motivos psicológicos o por situaciones derivadas de cirugías u otros tratamientos que necesiten.

Una vez finalice el periodo de intervenciones (1 año con cada paciente), serán el <u>residente de tercer año de la especialidad de Oncología Médica</u> y el <u>residente de tercer año de Farmacia Hospitalaria</u> los que se encarguen de la recogida de las variables descritas a continuación, consultando la historia clínica electrónica del paciente.

4.5. Limitaciones del estudio.

<u>Duración del estudio:</u>

Dado que el presente ensayo clínico se desarrolla a lo largo de un período extenso de 10 años, uno de los principales retos que puede surgir es la fluctuación en la motivación de los participantes para continuar involucrados en todas las fases del estudio. A medida que transcurre el tiempo, es natural que algunos pacientes experimenten una disminución en su disposición o interés, lo cual podría deberse a múltiples factores, como el agotamiento psicológico, la aparición de otros compromisos personales, o incluso el impacto de los tratamientos y los cambios en su estado de salud. Esta potencial falta de motivación representa una amenaza para la tasa de retención, ya que si un número significativo de participantes opta por abandonar el estudio, podría afectarse la representatividad y consistencia de los datos, especialmente en las etapas avanzadas del mismo. Esta disminución en la retención de pacientes puede derivar en sesgos, puesto que aquellos que continúan en el estudio podrían presentar características distintas a las de los que abandonan, impactando así la interpretación y validez de los resultados finales.

<u>Pérdida de seguimiento</u>:

El seguimiento continuo de los pacientes durante un período prolongado de tiempo es fundamental para asegurar la precisión de los resultados en un ensayo de largo plazo. Sin embargo, es común que, a lo largo de una década, se presenten diversos desafíos que dificulten este seguimiento. Cambios en la situación personal de los pacientes, tales como mudanzas, problemas económicos o modificaciones en sus prioridades, pueden llevar a una desconexión gradual con el estudio. Asimismo, el interés de algunos pacientes puede disminuir debido a factores como la fatiga por el tratamiento o la falta de resultados inmediatos que perciban como relevantes. Además, las dificultades logísticas, como el acceso a las instalaciones médicas o los recursos de transporte, pueden limitar la posibilidad de que ciertos pacientes mantengan su participación activa. Esta pérdida de seguimiento constituye un riesgo relevante, ya que disminuye el tamaño de la muestra efectiva y puede reducir la validez interna del estudio, limitando la capacidad para obtener resultados robustos en los análisis a largo plazo.

<u>Generalización de los resultados:</u>

Un aspecto importante a considerar en este estudio es el entorno específico y la particularidad del grupo de pacientes seleccionados. Dado que este ensayo se realiza dentro de un contexto clínico particular y con una población específica, pueden surgir limitaciones en cuanto a la aplicabilidad de los hallazgos a otros entornos o grupos poblacionales. Los resultados obtenidos podrían no ser directamente extrapolables a pacientes con características demográficas, culturales o clínicas diferentes. Esta limitación en la generalización es importante de señalar, ya que implica que, si bien los resultados pueden ser válidos y aplicables en el entorno específico del estudio, su aplicabilidad podría no ser universal sin adaptaciones o consideraciones adicionales. La heterogeneidad de los pacientes oncológicos y la variabilidad en los sistemas de salud y contextos clínicos podrían requerir estudios complementarios para confirmar la replicabilidad y validez de los hallazgos en otros contextos, lo que limita de alguna forma el alcance de las conclusiones que se pueden derivar de este estudio en particular.

5. Plan de trabajo y calendario de actuación.

5.1. Etapas de desarrollo

5.1.1. Selección de pacientes.

Durante las consultas de oncología médica de las pacientes con cáncer de mama en tratamiento activo el oncólogo responsable del paciente les planteará la inclusión en el estudio, todo aquel que se comprometa a seguir el tratamiento se incluirá en el ensayo.

5.1.2. Intervenciones activas.

Como se ha descrito, las intervenciones activas durarán mientras los pacientes reciban tratamiento antineoplásico o durante un año, aunque la recogida de datos posterior se realizará durante 10 años desde el inicio del estudio.

5.1.3. Recogida de datos y análisis de los datos.

La recogida de datos se llevará a cabo de manera sistemática y regular, con el objetivo de mantener actualizada la información necesaria para los análisis anuales y garantizar la fiabilidad de los resultados. Durante la primera semana de cada mes, el residente de tercer año de oncología médica y el residente de tercer año de farmacia hospitalaria se encargarán de recolectar los datos previamente descritos en el protocolo. Esta tarea incluye la revisión exhaustiva de las historias clínicas electrónicas y la documentación de todas las variables que serán utilizadas en el análisis de los resultados del estudio. La frecuencia mensual de recolección de datos permite una evaluación continua y detallada del progreso de cada paciente, proporcionando así una base de datos robusta y bien estructurada.

El análisis de los datos recopilados se llevará a cabo de manera anual. Este análisis será responsabilidad de los residentes de oncología médica y farmacia hospitalaria, en colaboración con el facultativo encargado de la aleatorización y de la explicación de las intervenciones a los pacientes. Esta revisión anual permite hacer un seguimiento de las tendencias emergentes y realizar los ajustes necesarios en el desarrollo del estudio, en caso de que surjan aspectos a mejorar o posibles patrones que deban ser analizados en mayor profundidad.

Para examinar si existe una correlación significativa entre las intervenciones propuestas y la supervivencia libre de progresión (SLP), se llevarán a cabo los siguientes pasos de análisis:

1) Preparación de los Datos

Antes de iniciar el análisis estadístico, se procederá a la organización meticulosa de los datos. Se garantizará que todas las variables estén bien definidas y codificadas correctamente. La variable de intervención será categórica, diferenciando los cuatro brazos del estudio (Brazo 1, Brazo 2, Brazo 3 y Brazo 4) para identificar el tipo específico de intervención recibida por cada paciente. La variable de supervivencia se definirá en términos de tiempo hasta el evento, es decir, el tiempo transcurrido hasta que se observe la progresión de la enfermedad o la censura. Además, se incluirá un indicador de censura binario: valor 0 si el paciente no ha mostrado progresión y 1 si ha progresado. Este proceso de preparación es crucial para asegurar la precisión y la coherencia en el análisis.

2) Análisis Descriptivo

Una vez que los datos estén organizados, se realizará un análisis descriptivo de todas las variables. Este análisis incluirá la revisión de la distribución y las características de cada variable, permitiendo una comprensión más detallada de los datos recolectados.

Se evaluarán aspectos como la media, mediana, desviación estándar y rango de las variables continuas, así como las frecuencias y porcentajes en el caso de las variables categóricas. Este paso proporciona una visión general del conjunto de datos y ayuda a identificar posibles anomalías o valores atípicos que puedan requerir atención adicional antes de proceder con el análisis de supervivencia.

3) Análisis de Supervivencia

Para estimar la supervivencia libre de progresión en cada uno de los grupos de intervención, se utilizarán las curvas de Kaplan-Meier. Estas curvas permitirán visualizar la probabilidad de supervivencia sin progresión a lo largo del tiempo para cada brazo del estudio, proporcionando una representación gráfica de las diferencias potenciales entre los grupos. Para evaluar la significancia estadística de estas diferencias, se empleará el test de log-rank, el cual permite comparar las curvas de supervivencia entre los distintos brazos de intervención. Este análisis preliminar ofrecerá una indicación sobre si las intervenciones propuestas pueden estar influyendo en la SLP.

4) Modelos de Regresión de Cox

Finalmente, para evaluar con mayor precisión la relación entre las intervenciones y la supervivencia libre de progresión, se aplicará un modelo de regresión de Cox. Este modelo de regresión permitirá ajustar por posibles covariables y obtener una estimación del efecto de cada intervención sobre la SLP, considerando otros factores que puedan influir en los resultados. Este enfoque es útil para identificar el impacto específico de cada intervención al controlar variables adicionales, lo que incrementa la validez de los hallazgos y permite formular conclusiones más robustas sobre la efectividad de las intervenciones en el contexto del estudio.

A través de estos pasos, el estudio buscará obtener una visión integral de la eficacia de cada intervención en términos de SLP, proporcionando datos que permitan tanto la comparación entre grupos como la identificación de factores asociados a una mayor supervivencia sin progresión. Estos resultados contribuirán a una mejor comprensión del impacto de las intervenciones y a la optimización de estrategias terapéuticas en futuras investigaciones.

.

5.2. Distribución de tareas:

Para garantizar una organización óptima y una adecuada distribución de responsabilidades a lo largo de todo el estudio, se ha establecido un esquema de tareas en el cual cada miembro del equipo tiene un rol claramente definido. A fin de asegurar la continuidad del estudio y facilitar la coordinación entre los distintos investigadores, se designará un investigador principal que, además, actuará como coordinador de los demás investigadores implicados en el ensayo. Este investigador principal será un miembro de la plantilla fija del hospital, lo cual garantiza no solo la continuidad en el tiempo, sino también una supervisión constante y una adaptación eficaz a cualquier cambio o necesidad que pueda surgir a lo largo de los años en que se desarrolle el estudio.

Las intervenciones y la inclusión de los pacientes en el estudio serán llevadas a cabo por un equipo multidisciplinario. En primer lugar, el oncólogo responsable del paciente desempeñará un papel fundamental en el proceso inicial, ya que será el encargado de informar al paciente sobre el estudio, proporcionándole todos los detalles necesarios sobre el mismo. Este oncólogo también será responsable de plantear la posible inclusión del paciente en el estudio y, en caso de que el paciente esté de acuerdo, se encargará de obtener su consentimiento informado. Posteriormente, el oncólogo notificará a un facultativo específico del estudio, quien será responsable de llevar a cabo la aleatorización de la paciente después de la primera visita oncológica. Esta aleatorización es un paso crucial para asignar a cada paciente a uno de los distintos brazos de intervención de forma imparcial y adecuada.

En la siguiente visita, que corresponde al inicio del tratamiento, el paciente será instruido de manera detallada sobre las intervenciones específicas correspondientes al brazo al que ha sido asignado. Esta instrucción se llevará a cabo mientras el paciente se encuentra en el hospital de día (HDM), esperando para recibir su tratamiento intravenoso, o bien mientras espera recoger su medicación en el Servicio de Farmacia Hospitalario (SFH). Para facilitar este proceso, se ha habilitado una consulta especial destinada únicamente a la explicación de los procedimientos del estudio. En esta consulta, además de recibir una explicación exhaustiva sobre las intervenciones, al paciente se le proporcionará un número de teléfono de contacto directo al que podrá acudir en caso de tener dudas o necesitar apoyo adicional a lo largo del proceso.

Durante el primer año del estudio, cada vez que el paciente acuda al hospital para recibir o recoger tratamiento, tendrá una consulta con este facultativo para realizar un seguimiento personalizado de su progreso en el estudio. En caso de que el paciente haya sido asignado al brazo 2 o al brazo 4, también se le entregará PUFA3 en estas consultas, según lo establecido en el protocolo de intervención. Además, en esta misma consulta se adaptarán las recomendaciones de ejercicio físico para aquellos pacientes que presenten necesidades específicas, ya sea por motivos psicológicos o por situaciones derivadas de cirugías, efectos secundarios de los tratamientos o cualquier otra situación médica que requiera un ajuste en su plan de ejercicios. Esto garantiza que el enfoque terapéutico sea flexible y personalizado, permitiendo a cada paciente recibir las intervenciones de manera adecuada a su situación actual.

Al concluir el periodo de intervención, que se extiende por un año con cada paciente, la responsabilidad de la recogida de variables recaerá sobre el residente de tercer año de la especialidad de Oncología Médica y el residente de tercer año de Farmacia Hospitalaria. Estos residentes serán los encargados de recolectar las variables descritas en el protocolo del estudio, para lo cual revisarán la historia clínica electrónica de cada paciente. Esta recogida de datos permitirá evaluar el cumplimiento y los resultados de las intervenciones de manera objetiva y sistemática, y representa un componente clave para el análisis final del estudio. La participación de los residentes asegura que el proceso de recopilación de datos se realice con el rigor necesario y permite, además, que los profesionales en formación obtengan experiencia en el manejo y seguimiento de estudios clínicos a largo plazo.

5.3. Lugar de realización del estudio:

El estudio se llevará a cabo en un hospital público de España, seleccionado tanto por su accesibilidad para los pacientes como por su capacidad para proporcionar las instalaciones y recursos necesarios para un estudio de esta magnitud. Este hospital cuenta con los equipos, el personal especializado y las infraestructuras adecuadas para garantizar que todas las etapas del estudio puedan llevarse a cabo de manera eficiente y en condiciones óptimas para los participantes y los profesionales implicados.

Para asegurar el respeto a los derechos de los pacientes y el cumplimiento de los estándares éticos en la investigación clínica, se obtendrá en todos los casos el consentimiento informado de cada paciente antes de su inclusión en el estudio.

Este consentimiento será recabado de manera minuciosa y personalizada, asegurando que cada paciente comprenda plenamente la naturaleza del estudio, las intervenciones a las que será sometido y sus derechos a lo largo del proceso, incluyendo la libertad de abandonar el estudio en cualquier momento sin repercusiones en su atención médica habitual. Además, este consentimiento informado es fundamental para cumplir con los principios éticos y legales vigentes en España y en la Unión Europea, que protegen la autonomía y la dignidad de los pacientes en investigaciones de salud.

Además, se obtendrá la aprobación del comité de ética del hospital, órgano encargado de evaluar y supervisar que el estudio cumpla con todas las normativas y directrices éticas aplicables. Esta aprobación es un requisito esencial para la puesta en marcha del estudio y se garantiza que todas las intervenciones, procedimientos y análisis a realizar se ajusten a las normativas de ética en investigación y a los estándares de protección de datos de los pacientes. La aprobación por parte del comité de ética no solo asegura la legalidad del estudio, sino que también fortalece su credibilidad científica y facilita la transparencia en todas las fases del proceso de investigación.

Para maximizar la eficacia y coordinación en la ejecución del estudio, se buscará también la conformidad y colaboración de todos los profesionales implicados en el mismo. Esto incluye no solo a los médicos e investigadores principales, sino también al personal de enfermería, farmacéuticos, auxiliares y otros profesionales del hospital que puedan tener un papel en el desarrollo y seguimiento de las intervenciones. La cooperación de todo el equipo de trabajo es fundamental para facilitar la logística del estudio y para asegurar que todas las actividades se realicen de manera coordinada y dentro de los plazos previstos.

Al obtener la conformidad de todos los profesionales involucrados, se promueve un entorno colaborativo que mejora tanto la experiencia de los pacientes como la calidad de los datos recolectados a lo largo del estudio.

6. Anexo.

Anexo I: Clasificación TNM. Obtenida de Staging System: AJCC Cancer Staging Manual, Octava Edición.

When T is	And N is	And M is	Then the stage group is
Tis	N0	M0	0
T1	N0	M0	IA
T0	N1mi	M0	IB
T1	N1mi	M0	IB
T0	N1	M0	IIA
T1	N1	M0	IIA
T2	N0	M0	IIA
T2	N1	M0	IIB
T3	N0	M0	IIB
T0	N2	M0	IIIA
T1	N2	M0	IIIA
T2	N2	M0	IIIA
T3	N1	M0	IIIA
T3	N2	M0	IIIA
T4	N0	M0	IIIB
T4	N1	M0	IIIB
T4	N2	M0	IIIB
Any T	N3	M0	IIIC
Any T	Any N	M1	IV

7. Bibliografía.

1. Torre LA, Bray F, Siegel RL, Ferlay J, Lortet-Tieulent J, Jemal A. Global cancer statistics, 2012. CA Cancer J Clin. 2015 Mar;65(2):87–108

2. Martin L, Birdsell L, MacDonald N, Reiman T, Clandinin MT, McCargar LJ, et al. Cancer cachexia in the age of obesity: Skeletal muscle depletion is a powerful prognostic factor, independent of body mass index. J Clin Oncol. 20 de abril de 2013;31(12):1539-47.

3. Baracos V, Kazemi-Bajestani SMR. Clinical outcomes related to muscle mass in humans with cancer and catabolic illnesses. Vol. 45, International Journal of Biochemistry and Cell Biology. Elsevier Ltd; 2013. p. 2302-8.

4. Arends J, Bachmann P, Baracos V, Barthelemy N, Bertz H, Bozzetti F, et al. ESPEN guidelines on nutrition in cancer patients. Clin Nutr. 2017;36(1):11-48.

5. García-Luna PP, Campos JP, Pereira Cunill JL. Causas e impacto clínico de la desnutrición y caquexia en el paciente oncológico CAUSES AND IMPACT OF HYPONUTRITION AND CACHEXIA IN THE ONCOLOGIC PATIENT. Nutr Hosp. 2006;10-6.

6. Bozzetti F, Bozzetti V. Is the intravenous supplementation of amino acid to cancer patients adequate? A critical appraisal of literature. Clin Nutr. febrero de 2013;32(1):142-6.

7. Winter A, MacAdams J, Chevalier S. Normal protein anabolic response to hyperaminoacidemia in insulin-resistant patients with lung cancer cachexia. Clin Nutr. octubre de 2012;31(5):765-73.

8. Zheng JS, Hu XJ, Zhao YM, Yang J, Li D. Intake of fish and marine n-3 polyunsaturated fatty acids and risk of breast cancer: Meta-analysis of data from 21 independent prospective cohort studies. BMJ. 20 de julio de 2013;347(7917).

9. Schmitz KH, Courneya KS, Matthews C, Demark-Wahnefried W, Galvão DA, Pinto BM, et al. American college of sports medicine roundtable on exercise guidelines for cancer survivors. Vol. 42, Medicine and Science in Sports and Exercise. 2010. p. 1409-26.

10. Irwin ML, Smith AW, McTiernan A, Ballard-Barbash R, Cronin K, Gilliland FD, et al. Influence of pre- and postdiagnosis physical activity on mortality in breast cancer survivors: The health, eating, activity, and lifestyle study. J Clin Oncol. 20 de agosto de 2008;26(24):3958-64.

11. Schmid D, Leitzmann MF. Association between physical activity and mortality among breast cancer and colorectal cancer survivors: A systematic review and meta-analysis. Ann Oncol. 2014;25(7):1293-311.

12. Jemal M, Shibabaw T, Dejenie MTA. Ketogenic Diets and their Therapeutic Potential on Breast Cancer: A Systemic Review. Vol. 13, Cancer Management and Research. Dove Medical Press Ltd; 2021. p. 9147-55.

13. Urzì AG, Tropea E, Gattuso G, Spoto G, Marsala G, Calina D, et al. Ketogenic Diet and Breast Cancer: Recent Findings and Therapeutic Approaches. Vol. 15, Nutrients. Multidisciplinary Digital Publishing Institute (MDPI); 2023.

14. González-Palacios Torres C, Barrios-Rodríguez R, Muñoz-Bravo C, Toledo E, Dierssen T, Jiménez-Moleón JJ. Mediterranean diet and risk of breast cancer: An umbrella review. Clin Nutr. 1 de abril de 2023;42(4):600-8.

15. Mozaffarian D, Wu JHY. Omega-3 fatty acids and cardiovascular disease: Effects on risk factors, molecular pathways, and clinical events. Vol. 58, Journal of the American College of Cardiology. Elsevier USA; 2011. p. 2047-67.

16. Kuderer NM, Desai A, Lustberg MB, Lyman GH. Mitigating acute chemotherapy-associated adverse events in patients with cancer. Vol. 19, Nature Reviews Clinical Oncology. Springer Nature; 2022. p. 681-97.

17.   Dewey A, Baughan C, Dean T, Higgins B, Johnson I. Eicosapentaenoic acid (EPA, an omega-3 fatty acid from fish oils) for the treatment of cancer cachexia. Cochrane Database of Systematic Reviews. John Wiley and Sons Ltd; 2007.

18.   Ma YJ, Yu J, Xiao J, Cao BW. The consumption of omega-3 polyunsaturated fatty acids improves clinical outcomes and prognosis in pancreatic cancer patients: A systematic evaluation. Nutr Cancer. 2 de enero de 2015;67(1):112-8.

19.   Dupont J, Dedeyne L, Dalle S, Koppo K, Gielen E. The role of omega-3 in the prevention and treatment of sarcopenia. Aging Clin Exp Res [Internet]. 2019;31(6):825-36. Disponible en: http://dx.doi.org/10.1007/s40520-019-01146-1

20.   Bougnoux P, Hajjaji N, Ferrasson MN, Giraudeau B, Couet C, Le Floch O. Improving outcome of chemotherapy of metastatic breast cancer by docosahexaenoic acid: A phase II trial. Br J Cancer. diciembre de 2009;101(12):1978-85.

21.   Hutchins-Wiese HL, Picho K, Watkins BA, Li Y, Tannenbaum S, Claffey K, et al. High-Dose eicosapentaenoic acid and docosahexaenoic acid supplementation reduces bone resorption in postmenopausal breast cancer survivors on aromatase inhibitors: A pilot study. Nutr Cancer. 1 de enero de 2014;66(1):68-76.

22.   Shen S, Unger JM, Crew KD, Till C, Greenlee H, Gralow J, et al. Omega-3 fatty acid use for obese breast cancer patients with aromatase inhibitor-related arthralgia (SWOG S0927). Breast Cancer Res Treat. 1 de diciembre de 2018;172(3):603-10.

23.   Ghoreishi Z, Esfahani A, Djazayeri A, Djalali M, Golestan B, Ayromlou H, et al. Omega-3 fatty acids are protective against paclitaxel-induced peripheral neuropathy: A randomized double-blind placebo controlled trial. BMC Cancer. 15 de agosto de 2012;12.

24.   Biswas A, Oh PI, Faulkner GE, Bajaj RR, Silver MA, Mitchell MS, et al. Sedentary time and its association with risk for disease incidence, mortality, and hospitalization in adults a systematic review and meta-analysis. Vol. 162, Annals of Internal Medicine. American College of Physicians; 2015. p. 123-32.

25.   Deatley SM, Aksenov MY, Aksenova M V, Harris B, Hadley R, Harper PC, et al. Antioxidants protect against reactive oxygen species associated with adriamycin-treated cardiomyocytes. Cancer Lett. 1999;1:41-6.

26.   Ojala BE, Page LA, Moore MA, Thompson L V. Effects of Inactivity on Glycolytic Capacity of Single Skeletal Muscle Fibers in Adult and Aged Rats. Biol Res Nurs. 2001;3(2):88-95.

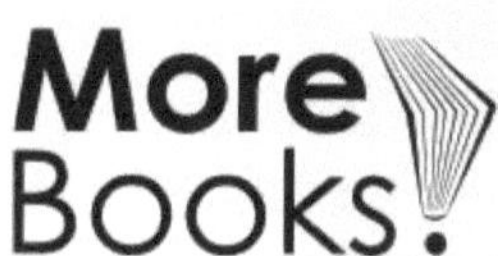

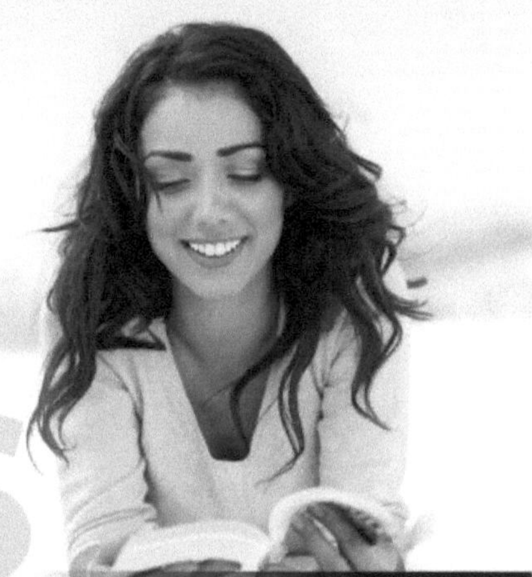

yes
I want morebooks!

Buy your books fast and straightforward online - at one of world's fastest growing online book stores! Environmentally sound due to Print-on-Demand technologies.

Buy your books online at
www.morebooks.shop

¡Compre sus libros rápido y directo en internet, en una de las librerías en línea con mayor crecimiento en el mundo! Producción que protege el medio ambiente a través de las tecnologías de impresión bajo demanda.

Compre sus libros online en
www.morebooks.shop

info@omniscriptum.com
www.omniscriptum.com

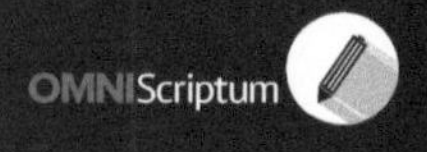

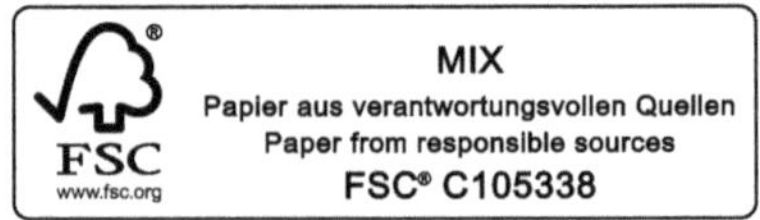

Printed by Books on Demand GmbH, Norderstedt / Germany